AF277529

FREI VOM ALKOHOL

ANDREAS BOSKUGEL

ISBN 978-3-98153-776-5

Rich Verlag – Andreas Boskugel
www.andreas-boskugel.com

Inhalt

1. Einleitung

Hiermit möchte ich Dir dazu gratulieren, dass Du dieses Buch gekauft hast, oder wurdest Du damit beschenkt? Das wäre ein sicheres Zeichen, dass da jemand mit Deinem Lebenswandel nicht zufrieden ist. Wenn Du es selbst gekauft hast, heißt das, dass Du selbst mit dem Verlauf Deines Lebens nicht glücklich bist und eine Veränderung herbeisehnst. Ich kann Dir versichern, dass Du mit dieser Lektüre absolut in die Lage versetzt wirst, die gewünschte Veränderung herbeizuführen.

Ich möchte vorweg betonen, dass dieses Buch nicht so ist wie die anderen Bücher zu diesem Thema. Soll heißen, diese von mir selbst erprobte Methode, sich vom Alkohol zu befreien, entspricht nicht dem Mainstream. Aber wie man weiß, irrt die Masse meistens. Der Mainstream glaubte, dass die Welt eine Scheibe ist, und Andersdenkende wurden verfolgt. Noch Mitte des 19. Jahrhunderts war es gängige Lehrmeinung an den Fakultäten Europas, dass Krankheiten z. B. durch den bösen Blick übertragen wurden. Bis 1992 wurde in der neunten Ausgabe des ICD-Kataloges (International Classification of Diseases) der Weltgesundheitsorganisation Homosexualität unter dem Kürzel 302.0 offiziell als eine Krankheit geführt. Die Masse glaubt, dass Alkoholismus eine Krankheit ist, die nicht zu heilen ist. Ich sehe das anders, und gerade diese andere Betrachtungsweise, die ich Dir in diesem Werk vermitteln werde, wird Dich in die Lage versetzen, Dich von Deiner Sucht zu befreien. Unter „befreien" verstehe ich wirkliche **FREIHEIT**. Damit meine ich, Du läufst nicht Dein Leben lang durch die Gegend, erzählst jedem, der es gar nicht wissen will, dass Du Alkoholiker bist, sobald Du ihm seinen Namen verraten hast, und musst nun zusehen, dass Du irgendwie mit Willenskraft, dem Drang zu trinken wiederstehst. Das stelle ich mir

nicht unter Freiheit vor, das ist eine immense Belastung für Dich und Deine Mitmenschen!

Freiheit verstehe ich so: Du wirst die wahren Ursachen Deines Alkoholproblems erkennen und diese durch eine sehr einfache Technik an ihrer Wurzel packen und dort auflösen. Die Folge wird sein, dass Du nach einer gewissen Zeit, wenn Du diese Technik beharrlich anwendest, überhaupt keine Lust mehr auf Alkohol verspüren wirst.

Dieser Drang zu trinken wird einfach nicht mehr da sein!

Ich möchte betonen, dass ich in den letzten 17 Jahren nicht einen Tropfen getrunken habe, aber auch **buchstäblich nicht ein einziges Mal Lust auf Alkohol hatte!**

Und noch etwas möchte ich betonen:

Es war lächerlich einfach!

Von Anfang an war es so, dass ich, nachdem ich eine gewisse Zeit diese Technik anwandte, überhaupt keinen Drang mehr zu trinken verspürte, ich musste den Alkohol nicht meiden. Ich bin mit anderen Menschen feiern gegangen, einige haben sich betrunken, ich fand es lustig, habe aber nicht im Ansatz den Drang verspürt, mich daran zu beteiligen. **Nicht ein einziges Mal, habe ich auch nur darüber nachgedacht, mal ein Gläschen zu trinken**.

Auch Du kannst diese Freiheit erlangen, ich kann Dir versprechen, dass es das Großartigste, das Nachhaltigste ist, was Du je in Deinem Leben tun wirst.

Oft fragen mich die Leser meiner anderen Bücher, wie ich es denn nun ganz genau geschafft habe, vom Alkohol loszukommen, sie erzählen mir, dass sie es als eine Art Heldentat betrachten, dass ich das gepackt habe. In meinen anderen Büchern wird dieses Thema Alkohol nur kurz angerissen, weil ich es selbst nie als Heldentat betrachtet habe, weil es eben so lächerlich einfach war.

Deswegen habe ich mich nun entschieden, dieses Buch zu schreiben, damit auch Du diesen unbeschwerten Weg in ein besseres Leben gehen kannst!

2. Mein Weg zum Säufer

Ich wuchs zusammen mit meinem Bruder in einer wohl ziemlich normalen Familie auf, mein Bruder und ich verstanden sich so, wie es zwischen Brüdern üblich ist, wir machten viel zusammen und prügelten uns gelegentlich.

Unsere Mutter war eine sehr besorgte Mutter, die um unser Wohlergehen bemüht war und es deshalb niemals versäumte, uns zu bevormunden, uns Vorschriften zu machen, und versuchte, uns ihre Weltsicht aufzudrängen.

Unser Vater ließ uns einfach links liegen und das nicht nur so ein bisschen, sondern wirklich so richtig! Ich kann mich nicht erinnern, dass mein Vater und ich auch nur einmal ein paar zusammenhängende Sätze gesprochen hätten, die nichts mit dem normalen Tagesablauf zu tun hatten. Wenn er etwas wollte, z. B. dass wir nicht über die Beete im Garten laufen sollten, dann hat

10

er das unserer Mutter gesagt und diese reichte seine Bitte an uns weiter. Es wurde buchstäblich nur das Notwendigste geredet.

Das lag daran, dass mein Vater sich sehnlichst Mädchen gewünscht hatte, nun sind wir aber zwei Jungen geworden, und mit Jungen konnte er nun mal absolut gar nichts anfangen.

Meine Mutter erzählte mir einmal, dass er nach meiner Geburt ins Krankenhaus kam und er sie als Erstes fragte, was es denn geworden sei. Als sie ihm sagte, dass es wieder ein Junge ist, hat er mich noch nicht einmal angeguckt, ich war schon ab diesem Moment an völlig uninteressant für ihn. Er hat im wahrsten Sinne des Wortes wieder das Krankenhaus verlassen, ohne seinen Sohn auch nur eines einzigen Blickes gewürdigt zu haben!

Ich erzähle Euch das hier nicht, um meinen Vater zu verurteilen, nein, er war auf seine Art eben, wie er war. Jeder Mensch ist, wie er ist, und für mich

11

gibt es aus heutiger Sichtweise keine schlechten Menschen, er konnte nun mal nichts mit Jungen anfangen, was sollte er selbst dagegen tun?

Angenommen, Du magst keine Katzen, lernst dann aber einen Partner oder eine Partnerin kennen, die absolut super ist, aber eine Katze hat. Was würdest Du tun? Vermutlich würdest Du die Zeit mit der Partnerin genießen wollen, und Du würdest die Katze einfach ignorieren – das stellt ein völlig normales menschliches Verhalten dar. Du kannst nicht einfach etwas auf Bestellung gut finden, was Du eigentlich nicht magst. Man kann sich auch nicht bemühen, es nun gut zu finden, so funktioniert die Welt einfach nicht. Aus welchen Gründen auch immer, er war eben so geprägt, dass er Jungen nicht besonders mochte.

Nun macht es natürlich einen Unterschied, ob Du eine Katze ignorierst oder einen kleinen Jungen. Die Katze würde Dich ebenfalls ignorieren, ohne einen Schaden davonzutragen. Auch wir gingen unserem Vater so gut es ging aus dem Weg, aber wenn jemand vom ersten Tage seines Lebens diese Abneigung spürt, dann ist es ziemlich normal, dass dieser Mensch tiefgreifende Minderwertigkeitskomplexe entwickelt.

Ja, diese Minderwertigkeitskomplexe waren ziemlich heftig, früher nannte man das noch „schüchtern sein", und genau das waren wir und zwar ziemlich krass. Eigentlich waren wir total verklemmt, Gespräche mit Mädchen zum Beispiel fanden überhaupt nicht wirklich statt. Irgendwie hatte man ständig die Angst, man könnte abgelehnt werden. Wenn mich ein Mädchen toll fand, z. B. im Ferienlager, dann hatte ich sofort einen Fluchtkomplex, wenn sie sich mit mir unterhalten wollte. „ÄHH ich hab jetzt keine Zeit", und weg war ich. Die hielten mich dann für abweisend, und ich war es auch. Aber eigentlich war ich nicht ablehnend, hätte schon gerne mit ihr gesprochen, ich war nur zu verklemmt dazu und habe sie deshalb zurückgewiesen.

3. Der Vater hat natürlich auch gesoffen!

Das muss nun natürlich auch erwähnt werden, dass mein Vater gesoffen hat. Er war ein Quartalssäufer. Wenn er dann seine Phase hatte, hat er drei bis fünf Tage durchgesoffen. Er ist trotzdem arbeiten gegangen, kam dann aber schon völlig betrunken nach Hause. Und auf einmal konnte er sogar mit uns sprechen, er erzählte Witze, schenkte uns auch mal unvermittelt 20 Mark, und er war tatsächlich lustig, auch wenn es manchmal eine besondere Art von Humor erforderte, um darüber lachen zu können. Einmal kam er nach Hause – es war kurz nach Weihnachten –, öffnete seine Hose schwenkte sein Gemächt herum und verkündete, dass er jetzt den Weihnachtsbaum anpissen wolle. Glücklicherweise war es nur ein Scherz seinerseits gewesen, und so blieb der Weihnachtsbaum verschont, meiner Mutter stand das Fremdschämen ins Gesicht geschrieben, aber mein Bruder und ich haben darüber noch 20 Jahre später gelacht!

Ja, zu solchen Zeiten, pisste und kotzte er auch regelmäßig aus dem Schlafzimmerfenster, ging ja auch schneller, als die Treppe runter und auf Toilette oder in den Garten. Man saß unten im Wohnzimmer, und unvermittelt hörte man es plätschern oder sah, wie sich ein Schwall Kotze von oben ergoss. Ok, Papa musste mal.

Was natürlich für uns Kinder ziemlich fatal war, ist der Umstand, dass wir das lustig fanden. Also sozusagen: Der Vater ist ein stocksteifer Gefühlszombie, aber wenn er besoffen ist, dann ist er recht lustig und unterhaltsam!

So was geht natürlich ungefiltert in das Unterbewusstsein von Kindern, die selbst noch nicht so aktiv denken. Es ist ja erwiesen, dass Kinder vielmehr durch Vorleben lernen als

16

dadurch, was einem die Eltern bewusst vermitteln wollen.

Und so sieht man, dass in sozial schwachen Familien diese oft schon in der dritten Generation von der Stütze leben. Die Kinder nehmen das einfach so ungefiltert auf, dass das die richtige Art zu leben ist.

4. Es kam, wie es kommen musste!

Meine Eltern haben sich dann, nach langen Jahren des Streites und der Qual scheiden lassen, und mein Vater zog endgültig aus, als ich ca. zwölf Jahre alt war.

Das war für mich und meinen Bruder erst mal ein ungeheures Gefühl der Freiheit, nach Hause zu kommen und da saß niemand mehr rum, der einen ablehnte und nicht mit einem redete. Meine Mutter war Horterzieherin, sie kam meist erst so gegen 18 Uhr nach Hause, also hatte man jede Menge Zeit, Blödsinn zu machen.

Von nun an ging es wesentlich harmonischer in unserem Haushalt ab, es gab nicht mehr so viele Zwänge. So wollte mein Vater z. B. immer, dass alle beim Essen stocksteif am Tisch saßen, fast schon als hätte man ein Brett im Kreuz. Und es mussten natürlich, wie bei feinen Leuten üblich, selbst belegte Brote mit Messer und Gabel

18

gegessen werden. Das stand natürlich in einem sehr krassen Widerspruch zu dem Verhalten, das er an den Tag legte, wenn er besoffen war. Bei uns war jedenfalls ein Freudenfest angesagt, als er endlich weg war.

5.　Pubertät

Mit 15 Jahren besuchte ich zum ersten Mal eine Diskothek, und ich stellte schnell fest, dass ich nach zwei oder drei Cola Wodka auf einmal keine Hemmungen mehr hatte zu tanzen oder gar ein Mädchen anzusprechen. Oh geil, das Gegenmittel war gefunden! Ich war völlig happy, auch ich konnte witzig und unterhaltsam sein, wenn ich Alkohol getrunken hatte! Ich fühlte mich, als hätte ich gerade das Heilmittel gegen Krebs entdeckt.

Ziemlich schnell bürgerte es sich ein, dass mein Kumpel und ich, der natürlich genauso verklemmt war, uns schon vorher ein paar Biere genehmigten, um gleich zu Beginn schon gelöst und frei zu sein.

Aus ein paar Bier wurde schnell eine Flasche Wodka. Und so hatten wir regelmäßig schon jeder eine halbe Flasche Schnaps intus, bevor wir in der Disco ankamen. Dort wurde natürlich weiter gezecht, und ich erlebte erste Filmrisse.

Ja, wir haben viele Mädchen kennengelernt, aber diese Mädchen – so weiß ich heute – hatten natürlich eben ein Niveau, was dem entsprach, was ein stark angetrunkener Jugendlicher eben an Niveau erwarten kann. Die wirklich begehrenswerten Damen unseres Alters, die guckten uns schon so an, wie um uns zu sagen: Was willst Du besoffener Typ von mir?

Aber diese Frauen tat man dann schnell ab als eingebildete Tussis oder Spießerbräute, die vermutlich eh total langweilig waren.

Ja, man baute sich seine eigene Welt auf, redete es sich schön.

In unseren Anfangszeiten fanden wir es dermaßen cool zu saufen, dass wir andere Jugendliche, die nicht tranken und obendrein nicht rauchten, als vollkommene Schwachmaten ansahen.

Wir verachteten diese geradezu, weil wir irgendwie glaubten, dass dieses ständige Sichvolllaufen-lassen den einzigen Weg darstelle, sein Leben zu genießen. Ich weiß, dass ist völlig absurd, aber heute erkenne ich die Gesetzmäßigkeiten, die sich hinter diesem Verhalten verbergen.

Eigentlich ganz logisch. Auf diese Gesetzmäßigkeiten, die mir später die ersehnte Freiheit gaben, komme ich gleich zurück.

6.   Es wurde immer schlimmer!

Und so verging die Zeit, der Alkoholkonsum wurde immer krasser, oftmals ist man erst gar nicht mehr in die Disco gegangen, wir saßen einfach zu Hause und tranken bis zur Bewusstlosigkeit. Manchmal mit meinem Bruder, manchmal mit meinem Kumpel, manchmal auch zu dritt. Meine Mutter war gestorben, als ich 20 war, und damit ging auch noch der letzte Halt im Leben verloren.

Dadurch hatten wir etwas Geld geerbt und das Haus, in dem wir wohnten. Dieses verkauften wir, und ich zog in eine Einzimmerwohnung.

Es kam die Zeit, wo es völlig normal war, dass ich ganz allein zu Hause saß und geschlagene zehn Tage nichts anderes tat, als zu rauchen und zu saufen.

Bei solchen Totalabstürzen ging ich dann für gewöhnlich noch nicht mal ins Bett, ich schlief einfach in meinem Sessel ein, oftmals mit Zigarette in der Hand. Wenn ich erwachte, trank ich einfach weiter. Gegessen wurde höchstens die ersten zwei, drei Tage etwas, die letzten sieben, acht Tage dann buchstäblich keinen Bissen mehr.

Es kam vor, dass ich mehrere Tage kompletten Filmriss hatte. Also, ich kam zu mir, dachte es wäre Sonntag, guckte auf die Uhr und stellte fest, dass es bereits Mittwoch war. Es standen leere Flaschen in der Gegend rum, an die ich mich nicht erinnern konnte. Das heißt, ich muss in diesem völlig desolaten Zustand das Haus verlassen haben, und irgendwo Schnaps gekauft haben. Keine Ahnung, ob ich richtig angezogen war, vollgesabbert, gekämmt usw.

So nach ca. zehn Tagen war dann ein Zeitpunkt gekommen, wo der Körper keinen Alkohol mehr aufnehmen wollte und ich gezwungen war aufzuhören.

Und dann begann der kalte Entzug. Erbrechen, krasser Durchfall, extreme Schweißausbrüche, Unruhegefühl, Depressionen, Suizidgedanken, starkes Zittern, totale Schlaflosigkeit, Hitze- und Kältewallungen. Wenn man etwas Schlaf fand, wurde man von übelsten Albträumen heimgesucht, dass Bett war total durchgeschwitzt. Die Wohnung war völlig verdreckt, überall standen schimmelige Essensreste rum, überquellende Aschenbecher, alles klebte von verschüttetem Likör. Neue Brandlöcher zierten die Möbel.

Am ersten Tag des kalten Entzuges bin ich nicht einen Schritt vor die Tür gegangen. Am Tag danach bin ich dann langsam etwas rausgegangen, man brauchte dringend frische Luft sowie etwas Bewegung, aber wirklich langsam, mit weichen Knien, man dachte, jeder auf der Straße würde einen anstarren, vollkommene Paranoia. Man hat sich bewegt wie ein alter Mann, jede Treppe war eine Herausforderung.

Man dachte natürlich über sein Leben nach, aber da war nichts Gutes zu finden. Ich hatte den felsenfesten Glaubenssatz, dass, wenn man einmal Alkoholiker ist, man es auch für immer bleibt. Ist ja auch kein Wunder, schließlich redet die ganze Welt so, und man dachte, dass es einfach so sei, bei Promis konnte man das auch beobachten, dass sie immer wieder „Rückfälle" erlitten, selbst wenn sie lange trocken waren. Das sind natürlich keine prickelnden Aussichten für die Zukunft, denn das Leben, das ich führte, widerte mich so dermaßen an, das kann man sich gar nicht vorstellen! Welche vernünftige Frau nimmt sich denn schon einen totalen Säufer? Entweder waren das Frauen, die selber soffen, oder welche, die sehr sehr weit unter meinem Anspruch lagen. Ich wollte frei sein, eine hübsche liebevolle Frau haben, viel Geld verdienen, einfach glücklich sein!

Dazu müsste ich aber mein Leben radikal ändern, aber wie sollte man das anstellen, wenn man krank ist? Ich suchte die Verantwortung für mein Leben ausschließlich bei den Umständen.

Aber ich war schon immer außergewöhnlich beharrlich, wenn ich etwas wollte, und ich schwor mir, einen Weg zu finden, dass auch ich ein Leben meiner Träume führen kann.

Und die Zeit verging weiter, ich hatte sechs bis acht solcher Totalabstürze im Jahr; die Frauen, die ich kennenlernte, wurden immer schlimmer. In den letzten Jahren meines Alkoholiker-Daseins war ich wirklich schon bei einer Frau angekommen, für die man sich schämte, wenn man nüchtern war. Nicht etwa, dass sie nur hässlich und viel zu fett war, nein, dazu war sie auch noch dumm, gemein und eine Schlampe! Sie redete schlecht über mich, behandelte mich schlecht, betrog mich, aber dennoch empfand ich es als ziemlich normal. Etwas Besseres konnte ich mir eben nicht leisten und das, obwohl ich ein recht gutaussehender Mann war.

Auch bei meinem Bruder verfestigte sich der Alkoholismus ziemlich schnell. Er verlor seine Frau samt zwei Kindern, sie wollte das ihren Kindern nicht länger antun, dass da ständig ein besoffener Kerl in der Wohnung rumlag. Bei ihm schlug es aber irgendwie noch krasser durch, er hatte schlimmste Halluzinationen, und er ist dann auch schon mal in Panik splitterfasernackt auf die Straße gerannt. Besorgte Anwohner haben dann die Polizei gerufen, die ihn dann zur Entgiftung ins Krankenhaus fuhr. In dieser Klinik, die auf Alkoholentzug spezialisiert war, wurde er dann alsbald Stammkunde.

Solche extremen Härten blieben mir dann Gott sei Dank erspart.

Hätte unsere Mutter zu diesem Zeitpunkt noch gelebt, hätte sie der Anblick ihrer Söhne ins Grab gebracht!

Bei mir setzte sich aber nun immer mehr die Erkenntnis durch, dass ich niemals eine wirklich tolle Frau haben kann, solange ich trank, und ich wusste, dass ich auch niemals mehr sein kann als ein Arbeitsloser oder maximal ein kleiner Hilfsarbeiter, solange ich soff.

Also dachte ich weiter über eine Lösung nach, mit der ich ein wunderbares Leben führen konnte, aber eben ein Leben, was nicht ständig auf Verzicht aufgebaut ist.

7.   Es ging mir nicht darum, weiter trinken zu können, es ging mir darum, frei zu sein von dem Verlangen, trinken zu müssen!

Irgendwann las ich ein Buch über die Wirkungsweise des Unterbewusstseins. Ich habe mir dann sehr viele Gedanken darüber gemacht, habe die Menschen beobachtet, Statistiken gelesen usw.

Ich habe weiter Bücher über das Unterbewusstsein gelesen, ich habe die Bibel gelesen, habe Videos über Gehirnforschung geschaut, habe mich mit Quantenphysik befasst.

Ich fand heraus, dass es sich um eine Gesetzmäßigkeit handelte.

Das Gesetz dahinter ist sehr einfach: Der Mensch hat ein Gehirn, der Mensch hat ein Unterbewusstsein. Mit dem Gehirn werden

Gedanken gedacht, die das Unterbewusstsein prägen. Denkt man einen Gedanken immer wieder, wird er zu einem Glaubenssatz. Kleine Kinder, die ja selber noch nicht bewusst denken können, nehmen jetzt ungefiltert das auf, was ihnen ihre Umwelt vermittelt, sie „werden gedacht". Wenn so ein kleiner Junge seinen Vater zum ersten Mal betrunken sieht, und der ist auf einmal witzig, obwohl er vorher nie witzig war, dann wird dieses kleine Kind abspeichern, dass man vom Alkohol witzig wird. Sieht das Kind das öfter, wird daraus ein Glaubenssatz.

Wenn dann später durch eigene Gedanken, diese Prägung verstärkt wird, dass es cool ist zu trinken und dass man dadurch redegewandt und lustig wird, wird somit immer mehr ein Verhaltensmuster daraus.

Dieses Verhaltensmuster wird Dich dominieren, ob Du es willst oder nicht!

So wie eben ein Kind aus einer Akademikerfamilie, unabhängig von seiner Intelligenz, mit hoher Wahrscheinlichkeit studieren wird, so wird eben ein Kind aus einer Sozialhilfefamilie, unabhängig von seiner Intelligenz, später mit hoher Wahrscheinlichkeit selbst von der Stütze leben.

Das ist eigentlich das gesamte Geheimnis des Lebens. Willst Du etwas in Deinem Leben verändern, versuche nicht, im Äußeren etwas zu tun, sondern verändere zuerst die Inhalte Deines Unterbewusstseins, dann werden sich Deine Verhaltensweisen völlig entspannt, ohne irgendeine Form von Anstrengung, auch verändern müssen. Versuchst Du allerdings, Dein Verhalten zu ändern, **ohne** vorher Deine Prägung zu ändern, hast Du riesige Anstrengung, Du hast Qual, Du wirst Dich schlecht fühlen und das alles nur, um später wieder rückfällig zu werden. Dieses

Verhalten kannst Du bei allen bekannten Diäten beobachten, da geht es immer nur darum, irgendwas Bestimmtes zu essen oder auch nicht zu essen, also um Handlungen im Außen, ohne vorher das innere Bild von „Ich bin zu dick" zu ändern.

Auch bei der Raucherentwöhnung kann man dasselbe Phänomen beobachten. Es geht immer nur um Willenskraft.

Aber niemals wird jemand mit Willenskraft gegen die Inhalte seines Unterbewusstseins siegen, das ist einfach nicht möglich!

Du kannst Dir das vorstellen, als wäre Deine Prägung eine eingefahrene Spur, auf der Du durchs Leben gehst. Wenn Du nun mit Anstrengung versuchst, ein anderes Verhalten an den Tag zu legen, klappt das nur solange, wie Du Druck ausübst. Lässt Du einmal nach in Deiner Anstrengung, gleitest Du sofort wieder zurück in Deine Spur. Du wirst dieser Spur folgen, auch wenn sie Dich direkt in die Gosse führt, Du wirst ihr folgen, auch wenn Deine Frau Dir droht, Dich zu verlassen, Du wirst ihr folgen, auch wenn Dein Arzt Dir sagt, dass Du nicht mehr lange machst. Es ist eine Gesetzmäßigkeit des Lebens, dass, wenn man versucht, durch reine Willenskraft aus dieser Spur zu kommen, man lediglich seine Energie verschwendet. Also ist es doch das Wirkungsvollste, zuerst diese Spur zu verändern, und es ist nicht nur das Effektivste, sondern es ist die einzige Möglichkeit, etwas ohne Anstrengung zu erreichen oder dauerhaft etwas zu verändern.

Es gibt keine besonders willensstarken oder besonders willensschwachen Menschen. Das erzählen Dir nur Leute, die diese Gesetzmäßigkeit nicht verstanden haben. Willensstark oder willensschwach sind absolute Unwörter!

Früher galt ich bei allen möglichen Leuten als willensschwach, weil ich ständig besoffen war, heute gelte ich als besonders willensstark, weil ich den Alkohol und das Nikotin überwunden habe.

Wenn Dein Unterbewusstsein angefüllt ist mit Glaubenssätzen wie: Saufen ist cool; Betrunkene sind witzig; wer sein Leben genießt, der trinkt Alkohol usw. –

dann wirst Du trinken. Wenn die Gewohnheit sich verfestigt, kommen neue Glaubenssätze hinzu: Es ist eine Krankheit, ich kann also nichts dafür; da kommt man ohne Hilfe nicht raus, mit Hilfe auch nicht usw.

Sowie Dein Unterbewusstsein mit mehr als 51 % solcher Glaubenssätze angefüllt ist, wirst Du als abhängig gelten.

Also wirst Du auch saufen!

Du wirst mir doch sicherlich zustimmen, dass es völlig frei von Anstrengung für Dich ist zu trinken! Du musst Dich nicht dazu zwingen, im Gegenteil,

Du freust Dich darauf! Niemand muss sich anstrengen, er selbst zu sein! Wenn Du Deine Prägung verändert hast, dann wirst Du völlig anstrengungslos abstinent sein! Du müsstest Dich jetzt richtig anstrengen, und es würde Dich eine starke Überwindung kosten, Alkohol in Dich hineinzuschütten!

Du willst das einfach nicht mehr – und das ist die wahre Freiheit!

Also sollte man doch zuerst diese Glaubenssätze ändern, das ist doch völlig logisch. Wenn Deine Glaubenssätze nur noch zu 49 % negativ sind und zu 51 % positiv wie: Ich komm da raus; ich schaff das schon; andere haben es auch geschafft usw. – dann wird es zwar ein Kampf, aber Du wirst ihn gewinnen.

Wenn Deine Glaubenssätze zu 80 % positiv sind, dann wirst Du gewinnen, ohne kämpfen zu müssen. Stell Dir das vor wie beim Tauziehen, stell

Dir vor, die Kraft ist mit 80 zu 20 auf Deiner Seite, ihr habt also viermal so viel Kraft, da gibt es keinen Kampf mehr. Aber wenn es andersherum ist, und der negative Teil hat 80 %, dann gibt es auch keinen Kampf, sondern Du bist hoffnungslos verloren.

Ich bin also nicht willensstärker geworden, sondern ich habe lediglich bewusst meine Prägungen verändert und damit das Kräfteverhältnis in meinem Unterbewusstsein zugunsten der Abstinenz verlagert!

Meine neue Spur heißt: Freiheit vom Drang zu trinken!

8. Deine Prägung

Schon in vorchristlicher Zeit heißt es: *„Wie innen, so außen!"*

Also, wie die Prägung Deines Unterbewusstseins, so Dein Leben!

Jesus sagte uns: *„Nach Deinem Glauben wird Dir geschehen."*

Was ist Glaube? Glaube ist das, was Du hunderte Male ohne Widerstand gehört hast (Kindheit) oder was Du später selber hunderte Male gedacht hast, das wird zu einem Glauben, das ist Deine Prägung!

Buddha sagte uns: *„Der Geist ist alles, das, was du heute denkst, wirst du morgen sein."*

Weise Philosophen aller Zeitalter, Industrielle wie Henry Ford und Wissenschaftler wie Albert Einstein, alle haben uns gelehrt, dass es zuerst meine eigenen Gedanken sind, die mein eigenes Leben erschaffen. Das ist eigentlich auch völlig

38

logisch, weil jede Handlung, die Du tätigst, auch einen Gedanken zur Ursache hat. Genaugenommen könntest Du noch nicht mal auf die Toilette gehen, ohne das vorher bewusst oder unbewusst zu denken.

Als Baby hast Du einfach in die Windeln gemacht, und dann hat Dir Deine Mutter Stück für Stück beigebracht, dass man dafür auf das Töpfchen geht. Das hat sie solange getan, bis es für Dich selbstverständlich war. Es ist zu einer Prägung geworden, die Du niemals hinterfragen würdest. Genauso ist es mit allem anderen, was Dir die Eltern vermitteln. Das hat nichts mit dem Geburtsort zu tun, sondern lediglich, wie Du geprägt wirst!

Nimm ein Baby aus einer Familie in Deutschland und lasse dieses in einem Dorf der Taliban in Afghanistan aufwachsen. Dieses Kind wird die Speisen, die dort Normalität sind, lieben, dieses

Kind wird gelernt haben, Ungläubige zu verachten, Frauen zu unterdrücken und unter recht primitiven Verhältnissen zu leben. Das ist für dieses Kind völlig normal, es ist Stück für Stück so in sein Unterbewusstsein gesickert. Das ist seine Weltanschauung, die es mit seinem Leben verteidigen wird. Es wird ums Verrecken niemals Alkohol trinken und niemals Schweinefleisch essen.

Nimm ein Baby aus diesem Dorf und bringe es nach Deutschland in eine christliche Familie. Dieses Kind wird gerne mal Bouletten essen oder Schweineschnitzel, später auch mal mehr oder weniger Alkohol trinken. Es wird ein Auto fahren, einen PC besitzen und in einen ziemlich hochtechnisierten Land leben und diesen Standard sowie die Demokratie als völlig normal empfinden.

Wenn seine Eltern Arbeiter sind, wird es mit hoher Wahrscheinlichkeit auch Arbeiter werden, sind diese Akademiker, wird es vermutlich auch einer. Rauchen die Eltern, ist die Wahrscheinlichkeit, dass es selber raucht, wesentlich höher, als würden die Eltern nicht rauchen. Sind die Eltern übergewichtig, wird es mit ziemlicher Wahrscheinlichkeit auch zum Übergewicht neigen. Wenn die Eltern drei Kinder haben, ist die Wahrscheinlichkeit hoch, dass es auch drei Kinder haben möchte. Sind die Eltern in seiner Kindheit oft umgezogen, wird es später auch oft umziehen. Haben sich die Eltern scheiden lassen, ist die Tendenz bei ihm wesentlich ausgeprägter, sich selbst mal scheiden zu lassen, als wenn seine Eltern bis zu Tode zusammen waren.

Diese Liste kann man nun unendlich fortsetzen und kommt zu der fulminanten Erkenntnis, dass das gesamte Verhalten eines Menschen eine Sache der Prägung ist. Derjenige wird es aber gar nicht als Prägung erkennen, er wird Dir glaubhafte, logische

Argumente nennen, warum er etwas tut oder nicht. Weil da einfach kein Zusammenhang hergestellt wird zwischen dem Verhalten der Eltern und dem seinen, 30 Jahre später. Er weiß also gar nicht, dass er nur deshalb schon zum vierten Male umzieht, weil seine Eltern das auch gemacht haben, als er klein war. Er wird es Dir begründen mit geringerer Miete, besserer Verkehrsanbindung oder dergleichen.

Zu der gewöhnlichen Prägung, die wir alle von unserer Geburt an vermittelt bekommen, kommt dann noch die Prägung, die wir uns selber durch unsere eigenen Gedanken hinzufügen, aber diese eigenen Gedanken sind eben auch schon von dieser Prägung gefärbt.

9. Wechselwirkung

Wichtig ist, diese Wechselwirkung zu erkennen:

Deine Gedanken beschriften Dein Unterbewusstsein, aber Dein Unterbewusstsein gibt die Grundform Deiner Gedanken vor.

Das heißt einfach, dass z. B. dieser Taliban von vorhin gar nicht in der Lage ist zu hinterfragen, ob das, was er tut, richtig oder falsch ist. Er kommt nicht auf die Idee, vielleicht doch mal Schweinefleisch zu essen. Sein Unterbewusstsein lässt das nicht zu, weil es vollkommen davon dominiert ist, dass so etwas zu essen schlecht sei und dass nur Ungläubige so etwas tun. Genauso konnte ich mit 25 Jahren nicht vom Alkohol lassen, weil mein Unterbewusstsein vollkommen davon angefüllt war, dass es megacool ist zu saufen und nur Idioten abstinent waren.

Diese Wechselwirkung hört sich nun natürlich ziemlich nach einer Sackgasse an. Wenn mein Unterbewusstsein nicht zulässt, dass ich gewisse Gedanken denke, wie soll ich sie dann denken? Aber die Lösung ist lächerlich einfach!

10. Gewöhnliche Behandlungsmethoden

Das Auflösen von Alkoholismus funktioniert nicht mit normalen Gesprächstherapien. Im Gegenteil: Diese Gesprächstherapien verstärken das Problem in den meisten Fällen. Du kannst Dich nicht hinstellen, immer und überall darüber reden, dass Du Alkoholiker bist, und erwarten, dass das Problem dadurch kleiner wird. Beachtung bringt Verstärkung!

Das ist wie beim Placeboeffekt: Der Arzt gibt Dir eine Zuckerpille und erzählt Dir, es sei ein wirksames Medikament. Wenn Du Deinem Arzt vertraust, wird diese wirkstofflose Tablette dennoch eine Wirkung entfalten. Natürlich ist es nicht die Pille, die da wirkt, sondern Dein Glaube, dass sie wirkt.

Schon in der Bibel steht geschrieben:

„Der Schwache sage ich bin stark, der Arme ich bin reich"

(Joel 4.10)

Du hast in Deinem Unterbewusstsein gespeichert, dass Saufen cool ist. Solch eine Prägung kann nicht irgendein Psychologe mit einer Gesprächstherapie aufheben, das ist einfach nicht möglich. Natürlich wird der Psychologe seinen Standpunkt bis aufs Messer verteidigen, das ist logisch, schließlich ist diese irrige Annahme seine Lebensgrundlage.

Auch Gruppentherapien, in denen ja meistens der im Mittelpunkt steht, der gerade einen Rückfall hatte, sind da eher kontraproduktiv. Sie beschäftigen sich damit, was sie **nicht** wollen. Wie kann man dann erwarten, das zu bekommen, was man will? Sie setzen einfach nicht bei den wahren Ursachen an. Die wahre Ursache ist immer der Inhalt deines Unterbewusstseins! Wenn eine

46

computergesteuerte Maschine ein Programm ausführt, das nicht mehr angebracht ist, würde niemand auf die Idee kommen, gewaltsam in den Produktionsablauf eingreifen zu wollen, z. B. einen Roboterarm mit physischer Gewalt daran hindern, eine bestimmte Bewegung auszuführen. Nein, man nimmt einfach leichte Veränderungen an der Software vor, und die Maschine produziert ohne sichtliche Anstrengung die erwünschten Resultate.

Genauso ist es beim Menschen: Es ist völlig sinnlos, äußere Handlungen verändern zu wollen, bevor das Programm geändert wurde. Dieses Programm, die Inhalte Deines Unterbewusstseins, sind die Grundlage sämtlicher Verhaltensmuster, die Du hast.

Niemand kann genau in sein Inneres blicken und sagen, dieses oder jenes ist bei mir gespeichert. Einzig und allein unser Verhalten offenbart uns diese Inhalte. Wie genau denn diese nun zustande gekommen sind, spielt bei der Bewältigung unserer Probleme nicht die geringste Rolle.

Angenommen, Du hast eine dreckige Wohnung, dann hilft es Dir nicht weiter, wenn Du darüber philosophierst, wo denn der ganze Dreck herkam, Du musst einfach beginnen, ihn rauszuschaffen.

Wenn Du trinkst, ist es daher logisch, dass Du Inhalte in Deinem Unterbewusstsein hast, die es gut finden zu trinken. Vielleicht hast Du andere Erfahrungen gemacht als mein Bruder und ich, vielleicht war Dein Vater gewalttätig, wenn er trank, und diese Machtausübung hat Dir unbewusst ganz tief in Deinem Herzen imponiert. Wie auch immer es zustande kam, ist nicht wichtig, Du musst einfach diese alte Spur zerstören, musst diese alten Prägungen mit einem neuen Bild überschreiben, dann erschaffst Du eine neue Spur die Dich dahin führt, wo Du hin willst.

Das ist der einzige Weg zur Freiheit!

In sämtlichen herkömmlichen Behandlungsmethoden geht es einzig und allein um die Sucht und das Anerkennen dieser.

Jeder Mediziner, jeder Psychologe, jeder Suchthelfer weiß eines ganz genau:

Rückfälle sind, selbst nach intensiver stationärer Behandlung, auf lange Sicht eher die Regel und nicht die Ausnahme!

Das zeigt uns doch schon mal eindrucksvoll auf, dass diese Behandlungsmethoden nicht der Weisheit letzter Schluss sein können. Trotzdem werden sie in Ermangelung besseren Wissens gepredigt, als würde es kein Morgen geben. Stell Dir vor, ein Wissenschaftler macht eine Versuchsreihe, die zu 80 % in die Hose geht. Aber dennoch würde er behaupten, dass das der einzige gangbare Weg ist. Wenn 80 % in die Hose gehen, ist das der beste Beweis, dass es eben nicht funktioniert. Oder weiter angenommen, ein

Pharmakonzern würde ein Antibiotikum entwickeln, das in 80 % aller Fälle versagt, dann wird es niemals auf den Markt kommen, weil es einfach Müll ist!

Aber wenn man trotzdem daran festhält und diesen Weg als alternativlos verteidigt, dann ist man nicht in der Lage, etwas Besseres zu erschaffen. Es wäre genauso, als hätte man früher die Dampfmaschine als alternativlos gut bezeichnet, obwohl sie eine sehr geringe Energieausbeute vorzuweisen hat, und niemand hätte gewagt, jetzt an etwas Besserem zu forschen.

Man darf natürlich auch nicht vergessen, dass es sehr viele „Therapeuten" gibt, die prächtig daran verdienen, dass diese Therapien nicht wirklich Erfolge bringen und daher immer neue Therapiestunden von den Krankenkassen bezahlt werden müssen.

11. Alkoholismus – eine Krankheit?

Natürlich muss der Alkoholismus offiziell als Krankheit deklariert werden, sonst könnten Alkoholiker nicht vom Arzt behandelt werden, oder besser gesagt, die Krankenkassen würde dem Arzt diese Behandlung nicht bezahlen. Wer hat denn dafür gekämpft, dass es als Krankheit anerkannt wurde? Die Alkoholiker? Mit Sicherheit nicht, es waren die Therapeuten, die nun in Deutschland ab 1968 die Krankenkassen zur Kasse bitten konnten.

Aber wie kann eine Gewohnheit eine Krankheit sein? Dann müsste ja auch Nikotinabhängigkeit als Krankheit betrachtet werden, oder Fresssucht oder Eifersucht oder die Neigung, ständig im Mittelpunkt stehen zu wollen usw.

Es gibt Hunderte verschiedener unerwünschter Verhaltensmuster, bei denen die alleinige Ursache ausschließlich in den Inhalten Deines Unterbewusstseins zu finden ist!

Da ist jemand einfach nur ein totaler Kotzbrocken? Der kann doch nichts dafür, der ist ja nur krank und bedarf eines Arztes! Das könntest Du dann auch bei einem politisch Radikalen erzählen, egal ob links oder rechts, er ist krank, der Arme! Aber auch anderen Menschen, die weit von der Normalität entfernt sind, wie z. B. besonders körperbewussten Menschen, dem Autonarren oder dem Fußballfanatiker könnte man jetzt irgendwelche therapiebedürftigen Krankheiten einreden.

Wo kommen wir denn da hin? Das entwickelt sich in die Richtung, dass noch mehr Menschen die Verantwortung für ihr Leben ablegen! Das ist hier in Deutschland eh schon ziemlich krass, niemand ist mehr für etwas verantwortlich, immer sind andere schuld, oder es sind die Umstände, die schlechte Zeit usw.

Es ist ganz wichtig für Dich zu erkennen, dass Du ganz allein die Verantwortung für Dein Leben trägst!

Du kannst anderen so lange die Schuld geben, wie Du willst, dass interessiert die anderen nicht wirklich! Wenn Du dann später unter der Brücke haust und Deine Ex-Frau, Deinen Ex-Chef und Deinen Ex-Vermieter dafür verantwortlich machst, wird diese das herzlich wenig interessieren. Diese genießen gerade in vollen Zügen ihr Leben und sind nicht im Ansatz dafür verantwortlich, was Dir widerfährt. Diese Menschen sind für das jeweilige eigene Leben verantwortlich, nicht für Deins!

Natürlich wurdest Du schon geprägt, bevor Du denken konntest, aber das heißt ja noch lange nicht, dass Du nun für den Rest Deines Lebens so bleiben musst! Schließlich setzt Du viele der unsinnigen Verhaltensnormen, die Dir Eltern und Lehrer beigebracht haben, auch nicht Dein Leben lang um.

Ich hätte ja auch weiter jammern können, was für ein armes Würstchen ich bin, dass ich keine Familie habe, die mir hilft! Aber ich habe meine Verantwortung erkannt und begriffen, dass nur ich selbst in der Lage bin, jede nur denkbare Prägung meines Unterbewusstseins zu verändern.

Wenn ich das kann, dann kannst Du das auch.

Aber als Erstes musst Du begreifen, dass Du nicht krank bist, sondern nur eine ungünstige Prägung Deines Unterbewusstseins aufzuweisen hast, die man aber ohne große Probleme wieder umprogrammieren kann. Du musst weg von der Opferhaltung hin zu einer Haltung der Verantwortung für Dein Leben. Wenn Du weiter vor Dir her jammerst, dass das ja schließlich eine

Krankheit ist und Du selbst ja nichts dafür kannst, dann wirst Du für den Rest Deines Lebens so bleiben, wie Du bist! Dass dieses Leben ziemlich erbärmlich ist, wirst Du selbst schon festgestellt haben, sonst würdest Du dieses Buch jetzt nicht in der Hand halten!

Und da kommt der böse Bruder des Placebo-Effekts ins Spiel, nämlich der Nocebo-Effekt.

Wenn Dir Dein Arzt bei einem leichten Problem mantraartig erzählen würde, dass Du unheilbar krank bist, so würden diese Probleme sich verstärken! Du würdest daran glauben und daher tatsächlich nie wieder gesund werden. Der Nocebo-Effekt ist ebenso erforscht wie der Placeboeffekt, Du kannst ihn ja mal googeln, da wurden etliche Experimente gemacht, die das eindrucksvoll beweisen!

So können Dir z. B. viele Ärzte berichten, dass bei ihnen Schein-Symptome auftreten, weil sie sich tagtäglich mit Krankheiten beschäftigen. So ist auch der Begriff „Morbus Mohl" geprägt worden. Viele Ärzte beobachteten am Tag nach der monatlich ausgestrahlten ZDF-Sendung „Gesundheitsmagazin Praxis", die Herr Mohl moderierte, ein erhöhtes Patientenaufkommen, die genau diese Symptome aufzuweisen hatten, wie tags zuvor in der Sendung besprochen.

Wenn Du täglich jammerst, dass es eine Krankheit ist, kommst Du da nie wieder raus, das kann ich Dir versprechen!

Wenn Du ständig vor Dir her redest „Ich bin Alkoholiker" wie sollte Dich das davon befreien? Im Gegenteil damit zementierst Du diesen Zustand!

Du bist der Chefprogrammierer für Dein Unterbewusstsein und damit der Boss in Deinem Leben!

12. Natürlich musst Du das Problem erkennen!

Ich möchte Dich hier nicht dazu ermutigen, Dein Problem zu leugnen oder zu bagatellisieren, natürlich musst Du einräumen, dass Du da ein Problem hast. Du musst diesem Problem klar und deutlich ins Auge blicken und erkennen, dass es Dein Leben zerstört! Deine Sucht zerstört Deine sozialen Bindungen, Deine Sucht zerstört Deinen Körper, im Endeffekt wird sie Dich vernichten, und Du wirst auf ein elendiges Leben zurückblicken, voller Enttäuschungen, voller Elend und Schmerz! Wenn Du weiter behauptest, dass Du ja nur mal ganz gerne einen trinkst, weil es Dir schmeckt und dass Dein Trinkverhalten doch ziemlich normal ist, dann kommst Du natürlich auch nicht da heraus. Das Erkennen eines Problems ist notwendig, um damit beginnen zu können, dass Problem aufzulösen. Das klingt hoffentlich auch für Dich logisch. Ja, Du bist Alkoholiker und ja, Du brauchst Behandlung, aber eben nicht die herkömmlichen, kläglichen Versuche, Handlungsweisen zu unterbinden, ohne die Programme, die diese Handlungsweisen auslösen, zu verändern!

Im Gegenteil, in vielen Gesprächstherapien werden diese Prägungen sogar noch verstärkt! Jedes Mal wenn Du sagst „Ich bin Alkoholiker" verstärkst Du den Glauben daran und damit diesen Zustand!

„Ob Du glaubst, dass Du etwas kannst oder ob Du glaubst, dass Du etwas nicht kannst, Du hast immer Recht."

Henry Ford

13. Zuerst eine Perspektive schaffen

Mit Perspektive schaffen meine ich nicht, dass Du vorher Dein Leben ändern musst. Aber angenommen, Du kannst Deinen Partner nicht mehr ertragen, Deinen Job ebenso wenig, Du wohnst in einer miesen Gegend, und eigentlich kannst Du Dich selbst nicht leiden. Dann könnte bei Dir natürlich die Frage auftauchen, wozu denn das alles? Da kann ich genauso gut auch weitersaufen!

Ja natürlich, kannst Du ja auch! Davon wird allerdings weder Deine Partnerin schöner, noch Dein Job besser, und die Wohngegend wird sich auch nicht verändern! Der Einzige, dem wirklich daran gelegen sein sollte, sein Leben zu verbessern, der solltest Du erst mal selbst sein!

Und ich kann Dir versichern, dass wirklich jeder aus jedweder Position heraus in der Lage ist, ein für sich lebenswertes Leben zu schaffen.

Und mal ganz ehrlich, die Umstände Deines Lebens sind nicht so bescheiden, **obwohl** Du trinkst, sondern sie sind so schlecht, **weil** Du trinkst!

Der Penner auf der Parkbank trinkt nicht, um sein unerträgliches Leben erträglicher zu machen, sondern sein Leben ist unerträglich geworden, weil er trinkt! Kein Mensch in Deutschland kann wirklich obdachlos werden, wenn er nicht säuft, dazu ist das soziale Netz viel zu eng geknüpft. Erst wenn man säuft und sich um nichts mehr kümmert, kann man in diese Situation gelangen.

Warum hat denn seine Frau ihn verlassen? Der Chef ihm gekündigt? Der Vermieter ihn vor die Tür gesetzt? Weil er so ein toller Hecht war, der seine Frau immer verwöhnt hat, seine Arbeit zuverlässig erledigte und seine Miete pünktlich bezahlte?

Ich hatte gar keine Frau, lebte von Sozialhilfe in einer 25-qm-Wohnung. Ich hatte keine Familie, die mich unterstützte, ich stand buchstäblich völlig allein da. Wäre ich in meiner Einzimmerwohnung gestorben, hätte es vermutlich erst ein paar Wochen gedauert, bis sie mich gefunden hätten. Erst wenn der Gestank durch die Türritze rausgekrochen wäre, hätte mal einer die Polizei gerufen.

14.   Ziele setzen

Zuerst legst Du jetzt fest, was Du haben willst!

Schreib es Dir auf, es braucht nicht realistisch zu sein. Was ist schon realistisch?

Joanne K. Rowling war eine arbeitslose Lehrerin, die noch nicht mal Geld für eine Schreibmaschine oder einen PC hatte, und so schrieb sie das Manuskript für ihren ersten „Harry Potter"-Roman mit der Hand. Heute ist sie Milliardärin, hat über 400 Millionen Bücher verkauft!

Ist das realistisch?

Es gibt kein „realistisch" oder „unrealistisch". Du entscheidest das in Deinem Kopf, was realistisch ist und was nicht! Wichtig ist, dass Du Dich entscheidest, wo Du wirklich hin willst.

Also könntest Du jetzt z. B. erst mal festlegen: Ich möchte meine Partnerschaft neu beleben oder einen guten Partner finden, der mich so behandelt, wie ich es mir wünsche. Ich möchte einen Job finden, der mich morgens gerne aufstehen lässt, in dem ich anerkannt bin und ein gutes Arbeitsklima herrscht. Ich werde dann in diese oder jene Wohngegend ziehen. Wenn Du Dich auf diese Gedanken konzentrierst, dann kommst Du mit den Gedanken erst mal weg von der ganzen Negativität.

Du brauchst jetzt nicht zu fragen: „Wie soll denn das gehen?" Der Weg spielt erst mal überhaupt keine Rolle!

Die meisten Menschen, die ich befrage, wissen nicht, was sie wollen!

Wenn man sie fragt, „Was möchtest Du für Deine Zukunft?", dann bekommt man total schwammige Antworten wie: „Na mal sehen, was da so kommt!" oder „Keine Ahnung, ich lass mich überraschen" usw. Sie haben einfach keine klare Vorstellung davon, was sie wollen!

Aber fragst Du sie, was sie **nicht** wollen, bekommst Du augenblicklich viele klare Antworten! Das heißt, dass sie sich wesentlich mehr über das Gedanken machen, was sie **nicht** wollen, als darüber, **was** sie wollen. Das hat natürlich zur Folge, dass sie auch nie dort ankommen können, wo sie ankommen möchten, weil sie ständig nur darüber reden, wo sie **nicht** ankommen wollen.

Aber es ist doch völlig logisch, dass Du das, worauf Du Dich konzentrierst, auch in Dein Leben ziehst. Wenn jemand ständig nur über Krankheit redet, wird er krank werden, redet er über Armut, wird sie ihn heimsuchen. Aber das Ganze funktioniert natürlich auch andersherum, denke an das, was Du begehrst, und es wird in Dein Leben treten.

Das ist also der erste Schritt, dass Du beginnst, Dir ein Leben vorzustellen, zu dem Du laut und vernehmlich „Ja" sagst. Es muss **Dir** gefallen, frage jetzt nicht andere Leute danach; ehrlich gesagt, geht das andere Leute gar nichts an.

Wenn Du Dich jetzt hinstellst und Deinen Saufkumpanen erzählst, dass Du Dein Leben ändern willst, weg vom Alkohol hin zu neuen Ufern, dann werden diese Dich mit allen Mitteln zurückhalten wollen. Die wollen, dass Du gefälligst so bleibst, wie Du bist! Sie werden Dich auslachen, als Idioten beschimpfen usw. Sie werden Dir erzählen, dass Du der Realität ins Auge schauen sollst, dass man so was nicht schafft. Sie werden Beispiele parat haben, von anderen Personen, die es auch nicht geschafft haben.

Lass Dich von diesen Losern nicht von Deinem Traum abbringen!

Schwöre Dir selbst, dass Du es diesen Flachzangen beweisen wirst!

Nicht Du bist der Vollpfosten, weil Du Ziele hast, sie sind die Vollpfosten, weil sie keine besitzen und sich mit ihrem erbärmlichen Dasein abgefunden haben!

Aber wie schon gesagt, das Beste ist, Deinen Traum für Dich zu behalten und es einfach durchzuziehen. Dem einzigen Menschen, dem ich damals was erzählt habe, was ich vorhabe, war mein eigener Bruder. Aber auch dort musste ich erleben, dass mir nur 1000 Argumente dagegen serviert wurden.

Aber ich habe mir meinen Traum nicht zerstören lassen!

Wenn Du einen Partner hast, der bis jetzt zu Dir gehalten hat, dann zieht dieses Programm gemeinsam durch, dass wird Euren Zusammenhalt weiter stärken.

Ich bin jetzt seit 17 Jahren frei vom Alkohol, seit 15 Jahren selbständig tätig, und es geht mir in jeder Beziehung absolut prächtig!

Nur zwei Monate, nachdem ich mir ein erstrebenswertes Leben vorstellte, bekam ich einen Job auf dem Bau, der mir auch Freude machte und mir Anerkennung brachte, ein Jahr später hatte ich einen Führerschein und war frei vom Alkohol. Ein weiteres halbes Jahr später meldete ich mein erstes Gewerbe als Makler für Kapitalanlagen und Immobilien an. Ich zog bald in eine Dreizimmerwohnung, hatte eine tolle Freundin und fuhr einen nagelneuen Alfa Romeo 156.

Ein Jahr später eröffnete ich mein erstes Einzelhandelsgeschäft, fuhr einen fabrikneuen Jaguar (Daimler Super V8) und bezog eine Haushälfte mit 200 qm Wohnfläche. Ich beschäftigte eine Haushälterin und eröffnete jedes Jahr eine neue Filiale. Es ging buchstäblich immer nur noch bergauf! In absoluter Rekordgeschwindigkeit verwandelte sich mein Leben!

Wenn ich das kann, dann kannst Du das auch!

Was ich dazu tat? Lies weiter!

15. So geht Freiheit!

„Imagination ist alles, es ist die Vorschau auf die kommenden Ereignisse des Lebens"

Albert Einstein

Damit kommen wir jetzt zu der wichtigsten Sache in Deinem Leben, nämlich nichts Geringeres als die Erschaffung Deiner Realität.

Wir hatten vorhin schon die Analogie, dass Deine Gedanken Dein Unterbewusstsein füllen, aber auch der Inhalt Deines Unterbewusstseins dafür verantwortlich ist, was Du in der Lage bist zu denken.

Die einzige Möglichkeit, diesen Kreislauf zu durchbrechen, besteht darin, einen erwünschten Zustand zu visualisieren.

Das hört sich erst mal sehr einfach an und ja, es ist tatsächlich sehr simpel!

Wenn ein Mensch etwas visualisiert, dann geht das ungefiltert in sein Unterbewusstsein. Das Unterbewusstsein denkt in Bildern, und in genau dieser Sprache teilst Du ihm jetzt mit, was Du ganz genau willst. Dazu solltest Du Dir jetzt einen geistigen Spot entwerfen, so wie ein Werbespot im TV. Alles was Du dort siehst, siehst Du aus der eigenen Perspektive, also durch Deine Augen. Was Du Dir für Dein Leben wünschst, dass musst Du natürlich selber wissen und diesen Spot danach ausrichten.

Imagination schafft neue Tatsachen!

„Wir brauchen keine Magie, um die Welt zu verändern, wir tragen alle Macht, die wir brauchen schon in uns: Wir haben die Macht der Imagination!"

Joanne K. Rowling

Wichtig ist, dass Du diesen Film in einem sehr entspannten Zustand siehst. Im günstigsten Falle solltest Du dreimal täglich visualisieren: morgens direkt nach dem Erwachen, abends direkt vor dem Schlafengehen, einmal irgendwann am Nachmittag, wenn Du arbeiten gehst, auf dem Nachhauseweg. Ich konnte immer sehr gut in S- und U- Bahnen visualisieren, dieses „Geratter" hat mich sehr meditativ werden lassen. Wenn Du mit dem Auto fährst, fahre einfach auf einen ruhigen Parkplatz und stell Deinen Sitz bequem. Falls Du nicht arbeiten gehst, hast Du ja eh den ganzen Tag Zeit.

„Phantasie ist nicht Ausflucht. Sich etwas vorstellen heißt, eine Welt bauen, eine Welt erschaffen."

Eugène Ionesco

Jede Vision sollte mindestens zehn Minuten dauern, Du kannst aber auch viel länger imaginieren. Dir wird auffallen, dass es sich gut anfühlt, diese Spots von einem erstrebenswerten Leben zu sehen.

Du solltest darauf achten, dass Du in den Alphazustand kommst. Das ist relativ einfach, entspann Dich einfach, zähle von Zehn zurück auf Null. Jeder Mensch ist oft unbewusst in einem Alphazustand, z. B. wenn Du aus dem Fenster schaust, aber in Gedanken ganz woanders bist, beim monotonen Autofahren auf Landstraße oder Autobahn, beim Tagträumen, Joggen usw.

Wenn Du morgens erwachst, bist Du automatisch in diesem Zustand, abends kurz vor dem Einschlafen auch. Sollte es Dir nicht gelingen, diesen Zustand auch bewusst herbeizuführen, dann kaufe Dir ein Buch oder ein CD-Programm, mit denen Du Selbsthypnose erlernen kannst.

„Einbildungskraft ist das Auge der Seele"

Joseph Joubert

Nachdem Du beschlossen hast, was Du in Deinem Leben haben willst, schreibe es nieder, Du bist der Drehbuchautor. Und dann entwirf einen kurzen Spot, Du bist der Regisseur. Z. B. könntest Du Dir vorstellen, dass Deine Bekannten Dir gratulieren, dass Du jetzt solch ein gutes Leben führst, Du könntest Dir vorstellen, wie Du in Deinem neuem Auto fährst, in Deinem Haus am Pool liegst usw.

Der Spot muss immer positiv sein und muss das erwünschte Endresultat bildlich darstellen.

Ich hatte damals mehrere solcher Spots, einen für eine wunderbare Partnerin, einen für Wohlstand und einen für die Freiheit vom Alkohol.

Letzterer war nur 10 bis 15 Sekunden lang und hat mein Leben nachhaltig verändert!

Vor meinem geistigen Auge sah ich folgende Szene:

Ich stand vor einer alten Mauer, vollgepisst, vollgekotzt, Müll lag herum. Es war ungemütlich und hat gestunken, Ungeziefer kroch herum. Da stand ich, in der Hand eine Flasche Kräuterlikör (mein damaliges Standartgesöff). Ich blickte auf die Flasche, schüttelte mit dem Kopf und schleuderte sie

gegen diese hässliche alte Backsteinmauer, woran sie zerbarst.

Ich drehte mich um 180 Grad und lief in einen wunderschönen Sonnenaufgang mit grünen Wiesen, Schmetterlingen, einer plätschernden Quelle und dachte in einem Seufzer der Erleichterung: Jaaaaaaaa!!

Das ist ein sehr symbolträchtiger Spot, der Deinem Unterbewusstsein mit klaren Bildern vermittelt, dass Du den Alkoholismus hinter Dir lässt und in eine neue, schöne Zukunft gehst! Diesen Spot habe ich bei jeder Vision mindestens zehnmal gesehen. Ich empfehle, diesen Spot so oft im entspannten Zustand zu sehen, wie es Dir möglich ist.

Aber wir hatten vorhin das Thema Perspektive, deswegen ist es ratsam, auch noch andere Spots zu sehen, die Dir ein neues Leben bringen.

Jetzt werden die Inhalte Deines Unterbewusstseins durch klare Bilder umprogrammiert! Durch den Alphazustand gehen diese Bilder ohne Umwege direkt in Dein Inneres und werden dort ihre Wirkung entfalten.

Die entfalten ihre Wirkung unabhängig davon, ob Du es glaubst oder nicht.

Glaube ist dazu nicht erforderlich! Weil diese Imagination Glauben **erschafft**!

Wenn Du etwas ständig vor Deinem inneren Auge siehst, wirst Du es glauben! Wenn Du den Film immer und immer wieder siehst, wird sich Dein Leben einfach auf magische Art und Weise verändern! Das ist eine Gesetzmäßigkeit!

Du wirst aber ausdauernd und hartnäckig sein müssen. Wenn Du nach vier Wochen noch keine Resultate siehst, solltest Du einfach weiter machen. Ich möchte betonen, dass ich zu der Zeit, als ich visualisierte, auch noch zwischenzeitlich getrunken hatte. Natürlich habe ich besoffen nicht visualisiert, aber wieder sofort danach, schon während des kalten Entzuges.

Du brauchst Dir jetzt da keine äußeren Ziele zu setzen oder Termine anzustreben, dass baut nur Druck auf. Sieh einfach täglich Deine Spots, mindestens dreimal am Tag.

Wenn jemand Muskeln aufbauen will, dann geht er ja auch nicht nur zwei Wochen in ein Sportstudio, und wenn er danach nicht einen Bizeps hat wie

Dwayne „The Rock" Johnson, geht er da nie wieder hin, weil ist ja alles Quatsch, dass man vom Training dicke Arme bekommt.

Du musst absolut hartnäckig sein, oder sieh es einfach so, dass Du stur wie ein Maulesel Deinem Ziel entgegen gehst. **Das ist der wichtigste Ratschlag von allen!** Halte durch und sieh Deine Spots, was auch immer passiert, und Dein Leben

muss sich zum Besseren wenden, das ist ein Naturgesetz!

Du solltest es machen, als ob Dein Leben davon abhängt!

In gewisser Weise hängt es sehr wohl davon ab, welches Leben Du in Zukunft führst, ob es strahlend schön ist oder Du auf die Gosse zusteuerst.

Also, wenn morgen die Welt untergehen sollte, so ist das kein Grund, heute Deine Visualisierung ausfallen zu lassen, sollten Außerirdische in Deiner Straße landen auch nicht, selbst wenn Dieter Bohlen Bundeskanzler wird und Heino sein Außenminister, solltest Du es tun, weil es das Wichtigste in Deinem Leben ist!

Bei mir hat es vom Sehen des ersten Spots (Freiheit vom Alkohol) bis zur tatsächlichen Freiheit davon etwa vier Monate gedauert. Keine Ahnung, wie lange es bei Dir dauert, vielleicht

78

geht es schneller, vielleicht auch nicht. Aber wenn Du durchhältst, wirst Du den Lohn Deiner Bemühungen ernten! Später wirst auch Du anderen erzählen, dass es lächerlich einfach ist, vom Alkohol loszukommen. Es spielt keine Rolle, wie krass Du schon in diesem Sumpf drinsteckst. Diese Methode ist unfehlbar, denn genau so (nur andersherum) bist Du auch dort hingekommen, wo Du jetzt bist.

Jegliches erschaffen der Realität hat so begonnen, nur dass Du Dir dessen nicht bewusst warst.

Wenn jemand ein Fernstudium macht, um mehr Geld zu verdienen, dann hält er das in der Regel auch durch und ist ein Jahr später noch dabei, obwohl er noch nicht einen Cent mehr verdient.

Genauso solltest Du es sehen, der Erfolg muss sich einstellen, wenn Du die Übung hartnäckig ausführst! Natürlich solltest Du es mit

Begeisterung tun, nicht so wie früher die Hausaufgaben, sondern gib alles, jeden Tag!

Jack Canfield verdiente bescheidene 8000 Dollar im Jahr und hatte es sich vorgenommen, 100.000 Dollar pro Jahr zu bekommen. Also visualisierte er dreimal täglich den Lebensstil, den er führen würde, wenn er bereits 100.000 Dollar im Jahr verdienen würde. Er war Lehrer, also war das in seinem Beruf schlecht möglich. Er sah vor seinem inneren Auge nur das erwünschte Endresultat. 30 Tage später hatte er erste Ideen, wie er mehr Geld in sein Leben ziehen könnte, und er verdiente im selben Jahr bereits 96.000 Dollar.

Zwei bis drei Jahre später brachte er die erfolgreichste Kurzgeschichtenreihe aller Zeiten auf den Markt, „Hühnersuppe für die Seele". Diese Kurzgeschichten hatte er noch nicht mal selbst geschrieben, es sind bewegende Geschichten, die das Leben schrieb, er hat sie nur zusammengetragen und veröffentlicht. Heute sieht Jack Canfields Realität so aus, dass er jedes Jahr über 6 Millionen Dollar verdient – nach Steuern! Er hat durch Visualisieren seine Realität grundlegend verändert!

Damit will ich Dir aufzeigen, dass nicht der Weg die Rolle spielt, auch nicht was Du kannst oder nicht kannst. Dreimal täglich visualisieren, das kann auch ein Analphabet, dem dieses Buch vorgelesen wird!

Niemand ist zu dumm dazu, niemand zu groß oder zu klein, niemand zu schwarz oder zu weiß, niemand zu dick, niemand zu dünn!

Auch ich hatte denkbar schlechte Voraussetzungen, ich lebte vom Sozialamt, hatte keine Familie, die mich unterstützte ich habe keinen anerkannten Beruf. Das Einzige was ich hatte, war ein Traum und eine Technik, die mich in die Lage versetzte, mir diesen Traum selber zu erfüllen.

Wenn ich das kann, dann kannst Du das auch!

16. Zum Schluss

Ich sagte Dir bereits mehrfach, dass ich nun seit über 17 Jahren bewusst keinen Tropfen getrunken habe. Dennoch bezeichne ich mich nicht als trockenen Alkoholiker, sondern als einen Nichttrinker. Wenn ich mal Medikamente brauche, achte ich nicht darauf, ob Alkohol im Hustensaft ist, auch beim Essen stört es mich nicht, wenn es mal eine Rotwein- oder Kognaksoße im Restaurant gibt, da hab ich nie verzichtet, auch habe ich mal zum Anstoßen einen Schluck Sekt getrunken. Dennoch kann ich Dir die Frage nicht beantworten, was passieren würde, wenn ich bewusst bei einer Party größere Mengen Alkohol trinken würde. Ich weiß es nicht, weil ich einfach ein Nichttrinker geworden bin, der eben keinen Alkohol trinken **will!** Das ist so wie der Nichtraucher, der, wenn er es wirklich ist, nicht im Traum auf die Idee kommt, bloß weil heute mal Party ist, jetzt wieder zu rauchen. Wenn das bei Dir so ist, dann hast Du es geschafft und brauchst diesen Spot nicht mehr zu sehen!

Nun hast Du alles an der Hand, was es braucht, um wirkliche Freiheit vom Alkohol zu erlangen. Ausreden hast Du jetzt keine mehr, und das ist gut so.

Du ganz allein musst Deine Augen schließen und musst Dir Deinen Traum visualisieren. Die kosmischen Gesetze werden dafür Sorge tragen, dass das, was Du intensiv visualisierst, Realität wird – Deine Realität!

Also beweise jetzt Dir selbst und Deiner Umwelt, dass Du nicht irgendein Loser bist, der vor einem blöden Gesöff kapituliert und sich davon sein Leben versauen lässt. Auch nicht von irgendeiner uralten Prägung aus Tagen der Kindheit.

Ich glaube an Dich!

Weitere Werke von Andreas Boskugel:

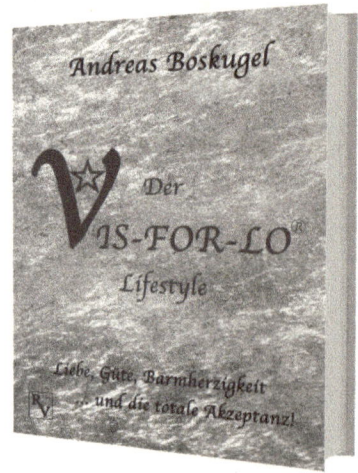

**Der VIS-FOR-LO® Lifestyle
Liebe, Güte, Barmherzigkeit
... und die totale Akzeptanz!**

288 Seiten, Hardvover, 19,99 €
ISBN-13: 978-3957540041

In diesem Buch erfährst Du: -Wie Du inneren Frieden erfährst, der alles übersteigt, was Du bislang kanntest! -Wie Du wahren Reichtum in Dein Leben ziehst! -Wie Du Deine Beziehungen zu anderen Menschen enorm bereicherst! -Wie Du eine unverwüstliche Gesundheit aufbaust! Ich denke nicht, dass Du der Gute bist, wenn Du den Bösen verachtest und verurteilst, sondern ich glaube, Du zählst dann zu den Guten, wenn Du gegen niemanden Groll hegst und Dein Herz frei ist von jeglichen negativen Gefühlen, Du Liebe und Güte in Deinem Inneren hast. Hier findest Du eine klare Anleitung, wie Du in kurzer Zeit Dein Inneres so aufräumst, dass Dein Leben in Zukunft von Gesundheit, Glück und Wohlstand dominiert sein wird. In diesem Buch wird Dir vermittelt, wie Du es vollbringst, negative Emotionen wie Groll und Schuldgefühle dauerhaft aus Deinem Herzen zu verbannen. Daraus erwächst eine mentale Stärke in Dir, mit der Du stetige Glückseligkeit in Dein Leben ziehen wirst. Dieses Buch ist eine unglaublich starke Botschaft für Verständnis, Güte und Herzenswärme! Menschen, die diesen Lebensstil praktizieren, berichten von einem bisher nie gekannten inneren Frieden.

Einfach grandios *****

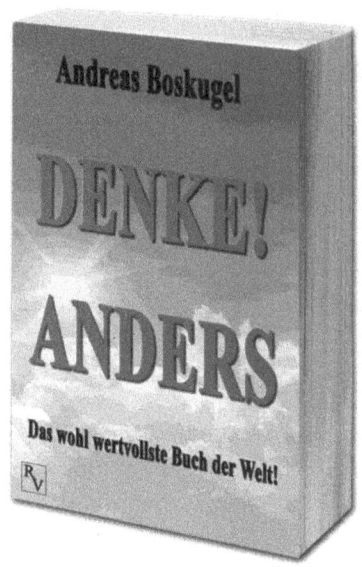

DENKE! ANDERS
Das wohl wertvollste Buch der Welt!

316 Seiten, Softcover, 19,99 €
ISBN 978-3-9815377-9-6

Das Buch DENKE! ANDERS enthält atemberaubende Informationen, die Dir den Durchbruch in Deinem Leben bringen. Du wirst ohne große Anstrengungen zu einer Naturgewalt, der sich nichts in den Weg stellen kann. Egal wo Du stehst, egal wer Du bist, egal was Du besitzt. Ganz gleich was es ist, Dein Körper, Deine Beziehungen oder Deine Finanzen, Du wirst in kürzester Zeit das haben, was Du schon immer wolltest! Die bahnbrechende Philosophie dieses Werkes ist der Schlüssel zu Deinem Erfolg. Dieses Buch enthält radikal neue Ansätze, wie auch Du Dein Leben in Rekordgeschwindigkeit ohne große Anstrengung in die gewünschte Richtung bringst!

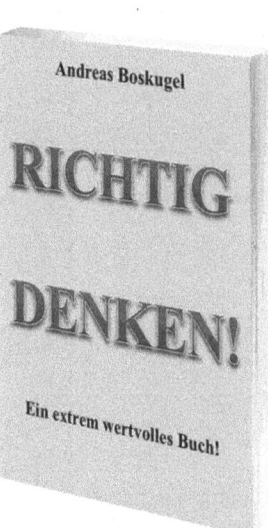

RICHTIG DENKEN!
Ein extrem wertvolles Buch!

96 Seiten, Taschenbuch, 6,99 €
ISBN 978-3-9815377-4-1

Wenn Du Dein Leben um 20 % verbessern willst, nimm einen der üblichen Mainstream-Autoren, die erzählen Dir was von positivem Denken, harter Arbeit und wie Du den widrigen Umständen in Deinen Erfahrungen angemessener begegnest. Willst Du dagegen den wahren Erfolg, dann lerne bei Andreas Boskugel, wie Du deine Erfahrungen gestaltest, bevor sie überhaupt entstehen! Wenn Du Dein Leben ENTSCHEIDEND verbessern willst, aber dennoch aus eigener Kraft nicht weiter kommst, ist Andreas Boskugel der Spezialist, der Dich mit seinen unkonventionellen Maßnahmen, seiner exorbitanten Offenheit, seiner magischen Leidenschaft für Erfolg auf kürzestem Weg dahin bringt, wo Du hin willst. In diesem Buch wird der Grundgedanke von dem Standardwerk „DENKE! ANDERS" in stark komprimierter Form vermittelt.

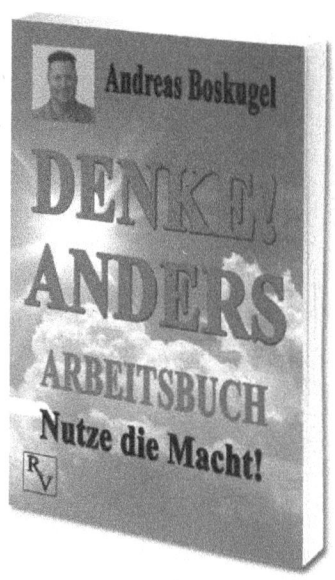

DENKE! ANDERS ARBEITSBUCH
Nutze die Macht!

160 Seiten, Taschenbuch, 14,99€
ISBN. 978-3-95754-001-0

Nach dem Bestseller DENKE! ANDERS nun das Arbeitsbuch. Darauf haben viele schon sehnsüchtig gewartet! Boskugel legt einen klaren Weg vor, welchen er selbst gegangen ist.Er hat sich damit aus der Falle der Armut befreit und hat sich von einem Sozialhilfe-Empfänger zu einem extrem erfolgreichen Geschäftsmann, Autor und Erfolgstrainer entwickelt.

Dies ist eine klare Schritt-für-Schritt Anleitung!

So wie ein Profi-Monteur unter die Motorhaube schaut, den Fehler erkennt und beseitigt, wird Dir der Weg geebnet, den Fehler in deinem Inneren zu beheben, damit Dir das Gesetz der Anziehung die Resultate bringen kann, welche Dich glücklich machen! Egal wo Du stehst, wenn Du dieser Anleitung gewissenhaft folgst, wirst Du in die Lage versetzt, endlich Deinen Traum zu leben

Impressum

Copyright: © 2013 Andreas Boskugel

Rich Verlag Andreas Boskugel

ISBN 978-3-9815377-6-5

2. Auflage